Quimio-timo, el timo del quimiotipo

Enrique Sanz Bascuñana

Aromatólogo

RECONOCIMIENTOS

A todos y todas las grandes figuras que nos han precedido en la exploración y aplicación de la Aromaterapia, desde el inicio de su creación por M. Gatefossé a la actualidad.

A las figuras públicas que con honestidad y humanidad comparten sus conocimientos, talento y arte y a las figuras anónimas que los aplican para beneficio de sus semejantes.

Caminamos a espaldas de gigantes que nos han precedido y nos han legado un tesoro que hemos de cuidar responsablemente, que no se nos olvide nunca.

1
¿QUIMIOTIPAS O "QUIMIOTIMAS"?
EL TIMO DEL QUIMIOTIPO O "QUIMIO-TIMO"
(QTM)

"Alors, quand on voit qu'il existe encore des doutes au sujet de l'importance des chémotypes, on a l'impression de revenir au Moyen âge! Attention, je le redis, chémotype ne s'applique que pour certaines plantes aromatiques, et non pas systématiquement pour toute huile essentielle. En tout cas, pour le thym commun, Thymus vulgaris, la connaissance et la reconnaissance des chemotypes sont indispensables."

Dr. Daniel Pénoël. L´Aromathérapie Quantique. Pág. 139

Traducción libre:

"Así que cuando vemos que todavía hay dudas acerca de la importancia de los quimiotipos,
¡se tiene la impresión de volver a la Edad Media! Nótese que, repito, el quimiotipo sólo se aplica a determinadas plantas aromáticas, no siempre a cualquier aceite esencial. En cualquier caso, para el tomillo común, Thymus vulgaris, el conocimiento y reconocimiento de los quimiotipos es esencial."

El Dr. Daniel Pénoël, médico y uno de los principales representantes de la aromaterapia científica actual, como coautor de la obra

"L´aromathérapie exactement" junto con P. Franchomme, a partir de la cual se conoce y divulga por todo el mundo el concepto de "quimiotipo" (chémotype en el original francés) es quien dice que el quimiotipo **no se aplica más que a determinadas plantas aromáticas, y no de forma sistemática a cualquier aceite esencial.**

Que lo diga uno de los "padres" de lo que actualmente se llama "aromaterapia científica", "aromaterapia médica" o "aromaterapia clínica", es una cosa, y que lo diga un aromatólogo del tres al cuarto como un servidor, es otra muy diferente. Yo no tengo ni sus vastísimos conocimientos de bioquímica aplicada a los aceites esenciales ni sus más de cuarenta años de experiencia clínica como médico.

La figura del Dr. Pénoël me merece todos los respetos del mundo, su obra marca un antes y un después en la Aromaterapia seria, científica, de calidad.

Sin embargo, hace muchos años que defiendo esa misma postura, simplemente, por sentido común, y porque ya en 1994 publiqué uno de los primeros libros divulgativos en castellano de aromaterapia científica donde se hablaba del quimiotipo, respetando su significado y sentidos originales (Aromaterapia, de la magia a la certeza científica, Ed. Obelisco).

En vista de la vulgarización y mal uso que se está haciendo de este concepto revolucionario en su momento, me veo obligado a escribir este ensayo aclaratorio, dirigido a mis alumnos/as y a todas las personas que aman la aromaterapia de verdad.

Primero contesto a algunas preguntas que se me hacen constantemente sobre este tema, y después, aporto una traducción libre de *"L´aromathérapie exactement"* para facilitar la lectura del francés original y para que veas que no me invento nada.

¿Todas las plantas que producen aceites esenciales también producen quimiotipos?

No, como muy bien señala el Dr. Penöel, no todas las plantas al ser destiladas para obtener sus aceites esenciales, producen cambios tan significativos en su composición química como para que se consideren "quimiotipos". El que haya plantas que los producen, no significa que todas ellas lo hagan. Pero, que quede claro, de las plantas que producen quimiotipos en sus aceites esenciales **siempre hay que exigirlo en el etiquetado.**

¿Entonces cómo interpretamos el mensaje de aquellas empresas que dicen que sus aceites esenciales están "quimiotipados" como garantía de calidad"?

Pues siendo sinceros y honestos, **eso no garantiza ningún tipo de calidad.** Primero, porque muchas empresas consideran el quimiotipo como el componente o los dos componentes mayoritarios del aceite en cuestión. También puedes quimiotipar, con ese concepto tan limitado, a las esencias sintéticas y reconstituidas que inundan el mercado. Simplemente pones en la etiqueta dos componentes químicos y ya has cubierto el expediente.

Recuerda que todas las plantas **no producen quimiotipos**, en primer lugar y que hay plantas que si los producen y que siempre deberían ir señalados en el etiquetado del aceite esencial, en segundo lugar (*Thymus vulgaris, Rosmarinus officinalis, Ocinum basilicum*, etc.)

Siento desengañarte, pero en la actualidad es así. Hace unos años, se puso de moda, como forma de diferenciar los aceites de más alta calidad de otros del mercado, y como manera de dar un barniz "científico", el poner los dos componentes químicos en el etiquetado.

Eso está muy bien, si es cierto, pero no necesariamente quimiotipa, ya que hay aceites esenciales que son siempre tan parecidos, que sus propiedades terapéuticas no cambian, por lo tanto, no hay ningún sentido en ponerles un quimiotipo, es como pintar de color naranja una naranja, no le hace falta para nada ni nos sirve en sentido alguno.

Con el tiempo, se ha creado una tendencia en el mercado de aceites esenciales, y mucha gente que no sabe qué significa el concepto original, comerciales incluidos, ha asociado la idea de que un aceite "quimiotipado" es lo mejor y la mejor calidad que puede conseguirse.

Por desgracia, todo lo que se pone de moda se vulgariza y prostituye, se banaliza. Mira lo que está pasando con los aceites de rosa mosqueta o de argán.

Muy bien, pues los charlatanes (**charlatanes aromáticos- CHA**) que siempre han vendido esencias de baja calidad, algunas ni siquiera naturales, también se han apuntado al "carro" del quimiotipo, yo los llamo **"quimio-timos"**.

Ahora puedes comprar su basura "quimiotipada", para que tu conciencia quede más tranquila y ellos se sigan riendo en nuestras narices de la ignorancia de la gente que se acerca a la Aromaterapia.

Pero me aseguran que sus aceites esenciales han sido analizados y tienen cromatografías...

¡Qué bien!, cualquier producto aromático, sea natural o artificial, puede analizarse y obtenerse una cromatografía de gases.

¿Sabes que es la técnica que se emplea para copiar perfumes?

¿Sabes que es la técnica que se emplea para crear falsos aceites esenciales más baratos y a veces 100% artificiales?

Bien, entonces debes saber que de esas esencias también se pueden hacer cromatografías y que ello no implica que tengan una calidad alta ni que sean puras.

También pregúntales (ya sabes, a CHA) cómo hacen para cambiar las etiquetas de cada lote, ya que los aceites esenciales auténticos siempre sufren variaciones en su composición química, y si te facilitan las cromatografías de cada lote (por cierto ¿sabes interpretarlas?)

¡Por favor, usar un buen aceite esencial no debería requerir de tanta parafernalia!

¡Observar los quimiotipos es imprescindible para la Aromaterapia moderna y científica, no hacerlo es un atraso!

Totalmente de acuerdo, pero cuando se den, no "por defecto". Hacer bandera de la Aromaterapia con el quimiotipo es un recurso que tiene que ver con el **marketing** (legítimo desde mi punto de vista) pero **no con la realidad**.

Tiene que ver con **impresionar a la gente con palabras rimbombantes** aunque se falte a la verdad que da origen al término y al respeto a las personas que nos han legado sus conocimientos con mucho esfuerzo, tiempo y dedicación.

No me parece justo para los padres/madres fundadores de la Aromaterapia, la verdad, amañar la terminología para vender más y confundir a la gente. Y menos en nombre de una pretendida "ciencia".

El quimiotipo es una parte pequeña de la Aromaterapia, que simplemente afecta a algunos aceites esenciales y que es de obligada observancia porque nos permite una afinación mayor en la terapia y por lo tanto, mayor efectividad y reducción de riesgos. Punto y final.

Pasemos a otra cosa, la Aromaterapia es muchísimo más que eso.

Los profesionales hemos de tener una visión más amplia que la que ofrecen las empresas que venden aceites cuando los términos se utilicen para "llevarnos a su redil" en vez de para poner más claridad y hacer más accesible la Aromaterapia.

Mis respetos para todas aquellas que obran correctamente, informando sin engañar.

¿Entonces no es cierto que los distintos quimiotipos del eucalipto, como el globulus, citriodora o radiata, tienen distintas propiedades terapéuticas?

Bueno, en primer lugar, **no son quimiotipos** de una misma planta, sino que **son plantas distintas**, del mismo Género pero diferente Especie.

Claro que tienen propiedades diferentes, pero como son plantas distintas, aquí no tiene nada que ver el concepto de "quimiotipo".

La cosa sería, por ejemplo, si encuentras que el *Eucalipto citriodora*, en diferentes lugares, produce aceites esenciales tan distintos que tienen propiedades terapéuticas diferentes.

Buscamos ser lo más eficaces en los tratamientos y evitar cualquier problema, ese es el sentido que tiene el quimiotipo en Aromaterapia.

Yo sólo empleo aceites esenciales con aval ecológico, en la aromaterapia científica sólo deben emplearse este tipo de aceites.

Pues lo siento por ti, porque esto tiene varias lecturas y te puedes perder auténticas joyas.

Indudablemente, siempre será más sano un vegetal que no ha sido tratado con sustancias químicas.

Pero hay aceites esenciales que no se consiguen con ese aval.

Otros son de recolección silvestre.

Otros pueden ser totalmente naturales y no disponer de aval por cuestiones económicas.

Para mí, sinceramente, no hay nada más ecológico que la Naturaleza.

Ningún sello le gana.

Por otro lado, los avales que proporcionan algunas empresas privadas (si, esos que tanto suenan, son empresas capitalistas, ¡¡despierta!!) a mi no me convencen... porque me llegan aceites esenciales con aval ecológico **que no tienen vitalidad ni energía**.

Lee más abajo, en la descripción de "quimiotipo" cómo las plantas sintetizan sus esencias, y tal vez entiendas que **los procesos naturales no los cultivos,** producen aceites mucho más intensos y potentes.

Los cultivos tienen a conseguir mayores cantidades (riegos, cuidados, abonos naturales, etc.) de aceites esenciales mucho menos potentes que los que produce la naturaleza por sí misma.

Eso no quiere decir que no haya que apoyar lo ecológico, pero por favor, también tengamos un poco de criterio, y comparemos las cosas, el simplismo sólo es bueno para los sinvergüenzas que se llenan los bolsillos a costa de la buena fe de las personas.

¿Cómo sé qué aceites son los mejores, o al menos, que tienen una calidad suficiente para Aromaterapia profesional?

Con la experiencia y el manejo, se va aprendiendo y se van conociendo diferentes calidades. Es muy importante trabajar con casas especializadas en Aromaterapia.

Mucha gente vende aceites hoy en día, pocos saben lo que venden. Dentro de esos pocos, algunos son honrados y otros no.

Para empezar, **deberías tener una buena formación profesional**, alejada de intereses comerciales, todas las marcas quieren vender y todos venden lo mejor del mundo.

Después de casi 30 años en el sector, sé lo que cuesta encontrar materias primas de máxima calidad y también que no todas las empresas ponen por delante de sus criterios la honestidad ni la calidad, generalmente es el beneficio a cualquier precio el que prima.

Eso no quiere decir que no haya buenas empresas, serias y honestas, quiere decir que hay pocas en comparación con la vorágine de gente que vende aceites hoy en día.

Te recomiendo que pruebes varias calidades, varias empresas, no siempre el precio es el determinante en una buena calidad, mejor dicho, en una calidad excelente.

Evidentemente precios muy bajos en materias primas muy caras no encajan, pero también te vas a encontrar con todo tipo de calidades, auténticas bazofias a precios razonables, aceites de calidad media a precios desorbitados y aceites excelentes a precios razonables, una vez que tienes cierta experiencia, es bastante fácil discernir entre calidades, pero hay que probar, y equivocarse también.

Mira la trayectoria de la empresa, su recorrido, el nivel técnico, humano, de servicio que te dan, si saben solucionarte problemas o más bien causártelos, y como dije antes, sólo especialistas en aromaterapia, no mercaderes de cualquier cosa que de dinero. En nuestro Instituto podemos recomendarte calidades que conocemos son apropiadas.

¡Que disfrutes mucho de los aceites esenciales!

Enrique Sanz Bascuñana. Aromatólogo.

Director del Instituto de Aromaterapia Integrada ESB

www.institutoesb.com

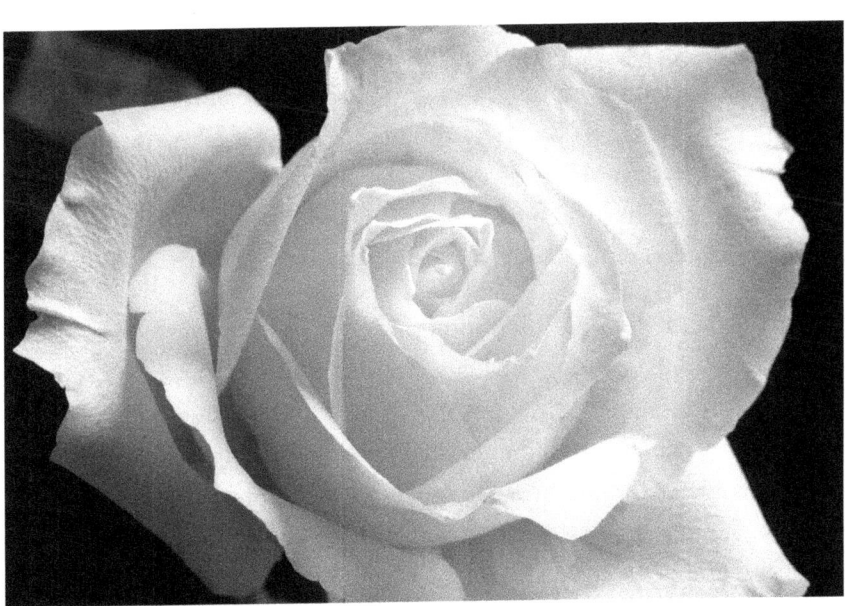

¿Pero qué es el quimiotipo?

(Traducción libre de L´Aromathérapie exactement, Ed. Roger Jollois, 2001. págs... 53-58)

Los quimiotipos

Los componentes aromáticos de una planta no son inmutables, varían en función de diversos elementos, como el nivel de insolación, la naturaleza de los componentes del suelo, el régimen de lluvias y vientos, etc. De este modo, dos plantas idénticas, pueden segregar esencias con diferencias más o menos importantes. Para diferenciar los aceites esenciales extraídos de cada una de estas plantas, se usa el término "quimiotipo" que simplemente significa "tipo químico".

Estas diferencias pueden ser extremadamente importantes y cambiar completamente las propiedades químicas o biológicas de un a.e. Por esta razón, los quimiotipos deben conocerse perfectamente por parte de los profesionales de la aromaterapia, especialmente por los médicos. Su desconocimiento o la falta de respeto pueden ser (o no ser) el origen de fracasos en los tratamientos a veces dramáticos, y de accidentes más o menos graves.

El desconocimiento de los quimiotipos parece ser también la causa de una de las plagas que afectó a Francia durante varias décadas: el absintismo. Este aperitivo a base de absenta, del que los antepasados gustaban tomar generosamente en forma de bebida, ha producido graves problemas a numerosos consumidores. Estos desastres no han sido producidos por el alcohol, sino por el componente mayoritario del aceite esencial de absenta: la tujona, fuertemente neurotóxica.

Como indicaron E. Charabot y C.L. Gatin en su obra *"Le Parfum chez la Plante"*: *"M. Charabot, habiendo examinado los aceites esenciales de absenta extraídos de plantas cultivadas en Choisy-le-Roi (cerca de París) encontró que contenían entre el 9,7 y 13,1 % de éteres (antiguo nombre de los ésteres), 9% de tujanol libre, 16,6 a 19,5 % de tujol total y entre el 43,1 y 45 % de tujona. Entonces, el principal componente del aceite esencial de las plantas cultivadas en la región parisiense es la tujona. Dos muestras se prepararon, por M.M. Charabot y Laloue, una en 1900 y otra en 1905, con la ayuda de plantas salvages recolectadas en la montaña de Caussols (Alpes-Maritimes). Su análisis dio los resultados siguientes: 9 y 5,5 % de éteres, 71,9 y 76,3 % de tujol libre, 78,9 y 80,6% de tujol total, finalmente 8,4 y 3% de tujona. Vemos que estas especies contienen, al contrario de lo que ocurre con las de América y la región de París, sólo pequeñas cantidades de tujona."*

De este modo, el alcohol de absenta preparado con la última absenta, no habría producido ningún problema grave, al contrario, presentaría propiedades estimulantes y antiinfecciosas. Tal vez deberíamos ver aquí uno de los objetivos de los métodos de fabricación de los alcoholes tradicionales que tenían plenamente en cuenta en el crecimiento de la planta, cuándo cosechar, etc. Por último, también es importante recordar que cada región tiene sus recetas específicas...

Entonces, una misma planta, creciendo en lugares diferentes, tanto por la situación geográfica (altitud y latitud) como por la naturaleza del suelo, puede segregar esencias muy diferentes. Esta variabilidad química en función de los biotopos está predeterminada cromosómicamente. Puede aparecer también a lo largo de las estaciones, como por ejemplo sucede con el tomillo vulgar con geraniol, ya que esta molécula, presente en invierno, es reemplazada por el acetato de geranilo en verano.

Es indispensable entonces añadir, a la noción fundamental de "especie botánica" la de "raza química" o "quimiotipo".

Este concepto fue introducido científicamente hay sobre los años 70 del siglo XX por el profesor Passet de Montpellier a través de estudios sobre el tomillo (*Thymus vulgaris*).

En efecto, la planta que se presenta como la mejor explicación de la noción de "quimiotipo" es ciertamente *Thymus vulgaris*, una de las cincuenta especies de tomillos que prosperan en torno a la cuenca mediterránea:

- Recogido en la región de Saint-Tropez, este tomillo vulgar, tiene un aroma característico muy fenolado.
- Recolectado en el interior del país (Francia), guarda el mismo aroma, pero con semejanzas con la ajedrea, la pimienta de los provenzales
- En Haute-Provence, al contrario, su fragancia es totalmente diferente: se torna suave y dulce como la lavanda, incluso en zonas localizadas, como el geranio
- En Haut- Languedoc, el tomillo tiene un aroma diferente, parecido a la mejorana dulce, y en algunas zonas de Corbières, su perfume especiado evoca a la pimienta
- En España, en ciertas regiones, imita el aroma del eucalipto, y en otros lugares, el de la verbena.

En todos los casos, se trata de la misma planta, las flores y las hojas son idénticas, pero todo cambia, a nivel aromatológico, como si se tratase de plantas diferentes tanto en el plano olfativo como en el químico.

La cromatografía permite establecer la carta de identidad de cada aceite esencial extraído de los diferentes quimiotipos del *Thymus vulgaris*, y prueba la veracidad de las constataciones olfativas: los fenoles (timol y carvacrol) predominan en proporciones respectivamente variables en los tomillos de aroma agresivo del litoral, los alcoholes (sucesivamente linalol, geraniol, tujanol-4 y alfa-terpineol) en los de Haute-Provence .

De hecho, algunos estudios más profundos han mostrado que todos los tomillos de la misma especie sintetizan los mismos componentes, pero en proporciones extremadamente variables. El origen de estas variaciones es esencialmente a investigar, por una parte, en las diferencias de naturaleza de los suelos, etc., de otra parte, en la radiación solar. En primer lugar, cada etapa en las biosíntesis está bajo la dependencia de enzimas, y de numerosas metalo-enzimas sintetizadas del suelo. Ahora bien, la naturaleza físico-química del suelo, no ofrece a las plantas los mismos oligo y microelementos. Además, las enzimas son también sensibles a las radiaciones luminosas, los cambios en la radiación solar afectan a la síntesis aromática: cerca del mar, los infrarrojos dominan, mientras que en las alturas, los ultravioletas son más abundantes.

Estos dos factores implican la activación de ciertos grupos de enzimas, y la inactivación de otros, favoreciendo de este modo la predominancia de una u otra vía y etapa biosintéticas.

Bien estudiado, entre otros, por Monsieur el Profesor Pellecuer de Montpellier, esta influencia solar también explica las variaciones químicas estacionales que pueden encontrarse en los componentes de los aceites esenciales. Por ejemplo, un tomillo de invierno con olor a geraniol muy pronunciado, dará un tomillo de verano con fragancia más dulce, el geraniol es reemplazado en gran parte por su éster, el acetato de geranilo.

Para diferenciar estas variaciones estacionales en la producción de una esencia de un mismo quimiotipo, proponemos el término "sub-quimiotipo" que puede permitir afinar en la prescripción aromaterapéutica, y evitar numerosos trastornos debidos al empleo de componentes inadaptados; por ejemplo, los ésteres son cuatro veces menos activos que los alcoholes en la lucha contra las bacterias.

En la misma clasificación de sub-quimiotipos se integran las variaciones constatadas dentro de los componentes de las esencias segregadas por ciertas plantas durante los diferentes estadios de su crecimiento. Por ejemplo, la esencia de uno de los quimiotipos de Ocinum gratissimum, uno de las albahacas con timol, contiene, cuando la planta es joven, más del 90 % de metil-éter de eugenol, mientras, que al madurar, mayoritariamente timol y numerosos monoterpenos.

Numerosas familias botánicas contienen representantes que poseen dos o más quimiotipos.

...Las posibilidades de adaptación de una misma especie a las condiciones climáticas y edáficas diversas son determinadas genéticamente; sin embargo, la composición de las esencias de ciertas razas de plantas, trasplantadas fuera de su biotipo original, no varían nada o muy poco, a condición de que las diferencias de medio ambiente no pasen de ciertos límites. Esta cualidad particular permite, gracias a la multiplicación de un pie madre la puesta en marcha de los cultivos clonales, y la obtención de lotes de aceites esenciales con componentes conocidos de antemano.

Además de su papel en la aparición de quimiotipos, las condiciones climáticas y pedológicas están igualmente en el origen de ligeras variaciones de todas las esencias de plantas.

Así, la *Mentha x piperita* sintetiza normalmente el (-)- mentol; sin embargo, como demostraron E. Charabot y A. Hébert, el cultivo empleando ciertas sustancias químicas hace que esta molécula sea sustituida por el (+)-mentol.

De las *Ocinum basilicum* var. *basilicum* cultivadas en Madagascar se extraen, según su procedencia, los aceites esenciales con (+)-chavicol metil-éter o con (-)-chavicol metil-éter; esta diferencia ha causado dificultades a los servicios de control malgaches para respetar las normas internacionales, muy estrictas con este tipo de productos.

La luminosidad juega también un rol fundamental en la génesis de constituyentes de las esencias, y de los aceites esenciales consecuentemente. Así, la misma albahaca cultivada en plena luz, produce un aceite esencial donde la tasa de chavicol metil-éter es inferior (57%) a la contenida por la que produce la misma planta cultivada al abrigo de la luz intensa (74%).

El porcentaje de ésteres de la Lavandula angustifolia varía según la higrometría y la altitud; en periodos más secos, el a.e. contiene entre el 2-3% de ésteres más que en periodo normal; esta misma planta segrega del 3-10% de ésteres más que cuando se recolecta en cotas altas.

Los mismos factores condicionan la cantidad de esencia presente en la planta.

Los quimiotipos representan entonces, para el aromaterapeuta, una realidad incontestable; persistir a negarlos o ignorarlos no significa admitir el hecho, por otro lado irrefutable, de la pluralidad de sustancias químicas y sus actividades, y, subsecuentemente, a considerar a los aceites esenciales como sustancias dotadas de propiedades místicas; de hecho, ¡en puros y simples placebos! La mayor alegría de los fanáticos oponentes a las medicinas naturales…

Placebos que, empleados sin discernimiento, son susceptibles de conducir a inocentes a los servicios de dermatología, o más gravemente, ¡a reanimación!

SOBRE EL AUTOR

Aromatólogo y Maestro Artesano Perfumista.

Actual Director y fundador del Instituto de Aromaterapia Integrada E.S.B.

Presidente y fundador de la Asociación Española de Aromatología (A.E.A.).

Fundador y Director del Laboratorio Apsara Vital (1992-2010).

Diploma de Maestro Artesano Fabricante de Perfumes y/o Cosméticos de la Generalitat de Catalunya (julio 2014).

Libros publicados: "La Nueva Aromaterapia, de la magia y la intuición a la certeza científica", Ediciones Obelisco (Barcelona, 1.996), "Aromaterapia Práctica" editado por El Mundo de las Terapias (septiembre 2010), "Aromaterapia. El poder sanador de los aromas naturales" de Editorial Hispano Europea (septiembre 2011), "Los aromas naturales en tiempos bíblicos" Ed. Finis Terrae, junio 2012 "Aromaterapia Sagrada", Ed. Jeanro, México (noviembre del 2012).Profesor del módulo de Aromaterapia del Postgrado Universitario: "Interculturalidad y Terapias Naturales" de la Universidad Ramon Llull de Barcelona (1.999-2.008).

Profesor del módulo de Aromaterapia del Postgrado Universitario: "Hidroterapia" de la Fundació Universitat de Girona, Instituto PRODAN (2002-2008). Profesor de Cursos de Aromaterapia y Cosmética Natural, organizados por su Laboratorio, en toda España, Portugal, Andorra y México (1.992-2.011).

Profesor habitual de Cursos de Aromaterapia y Cosmética Natural en Centros de Enseñanza nacionales, europeos y americanos.

Ponente en Congresos nacionales e internacionales de Aromaterapia y Terapias naturales. Co-organizador, asesor científico y ponente del Primer y Segundo Congreso Nacional de Aromaterapia (Barcelona, 2009-2012).

Contacto: enrique@institutoesb.es

www.ingramcontent.com/pod-product-compliance
Lightning Source LLC
Chambersburg PA
CBHW061954280526
45787CB00004B/1865